TRAITEMENT CHIRURGICAL

DES

TUMEURS SOLIDES DU PANCRÉAS

PAR

Le Docteur Georges MANGIN

~~~~~~~~

BORDEAUX

IMPRIMERIE Y. CADORET

17, Rue Montméjan, 17

1898

T 95
140

TRAITEMENT CHIRURGICAL

DES

TUMEURS SOLIDES DU PANCRÉAS

PAR

Le Docteur Georges MANGIN

———◦◦◦◦◦———

BORDEAUX

IMPRIMERIE Y. CADORET

17, Rue Montméjan, 17

——

1898

Te 93
140

A MON PÈRE

A MA MÈRE

A MES PARENTS

A TOUS MES AMIS

A Monsieur le Docteur Francis VILLAR

Professeur agrégé à la Faculté de Médecine de Bordeaux,
Chirurgien des Hôpitaux,
Membre correspondant de la Société de Chirurgie de Paris,
Officier d'Académie.

A mon Président de Thèse

MONSIEUR LE DOCTEUR M. LANELONGUE

Professeur de Clinique chirurgicale à la Faculté de Médecine,
Chevalier de la Légion d'honneur, Officier de l'Instruction publique,
Membre correspondant de l'Académie de Médecine,
Membre de l'Académie de Bordeaux.

AVANT PROPOS

Sur le point de quitter cette École, et avant de nous séparer de ceux qui furent nos maîtres pendant cinq années, nous tenons à remplir envers eux un devoir de gratitude en les remerciant de ce zèle toujours infatigable qu'ils n'ont cessé de déployer pour le plus grand profit de notre instruction et en leur assurant à tous en ce jour notre reconnaissance pour la vie.

Cependant, qu'il nous soit permis de dire ici combien nous devons en particulier à l'obligeance de M. le professeur agrégé Villar qui a bien voulu nous indiquer le sujet de ce travail inaugural et nous aider par ses savants conseils avec l'amabilité et la complaisance que tout le monde connaît.

Notre seul regret est de n'avoir pas été plus digne du maître qui nous a inspiré.

Remercions encore tout particulièrement M. le professeur Lanelongue du haut enseignement dont il nous a fait bénéficier dans le courant de nos études, et du grand honneur qu'il nous a fait aujourd'hui en acceptant la présidence de notre thèse.

TRAITEMENT CHIRURGICAL

DES

TUMEURS SOLIDES DU PANCRÉAS

INTRODUCTION

Jusqu'à ces derniers temps, on ne s'était guère occupé de la chirurgie du pancréas. C'étaient seulement les tumeurs kystiques de cet organe qui en avaient fait les plus grands frais. Ce n'est que récemment qu'on s'est occupé des tumeurs solides.

Ainsi que nous le verrons au chapitre suivant, bien courte est la liste des opérations pratiquées pour tumeur solide de la glande pancréatique.

On sait d'ailleurs que l'étude de la chirurgie du pancréas est toute nouvelle et encore peu riche en faits démonstratifs. Mais elle n'en est pas moins intéressante et elle est certainement appelée à rendre de grands services dans des cas autrefois jugés inopérables.

Notre but dans ce travail, est de réunir les cas de

tumeur solide dans lesquels on a pratiqué une intervention, de montrer quel a été le manuel opératoire suivi et
de signaler les résultats obtenus. Cette thèse ne peut
qu'être écourtée, mais ce sera un jalon dans l'étude chirurgicale des tumeurs solides du pancréas.

CHAPITRE PREMIER

Le traitement chirurgical des tumeurs solides du pancréas est de date toute récente. C'est ainsi que Mathieu dit dans son traité de médecine que le temps n'est pas encore venu d'opérer les tumeurs du pancréas et que Quenu ne parle pas de la possibilité d'entreprendre une thérapeutique quelconque contre les tumeurs solides de cette glande.

C'étaient les tumeurs kystiques qui, jusqu'à présent, avaient seules fait les frais de la chirurgie pancréatique.

Il résulte des recherches que nous avons entreprises que c'est Trendelenburg qui, le premier, enleva en 1882, une tumeur du corps et de la queue du pancréas chez une femme de 44 ans, souffrant depuis des années dans le côté gauche du ventre. C'était un sarcome fusocellulaire qui avait pris les proportions d'une tête d'adulte. L'opération fut couronnée de succès.

Ce n'est que sept années plus tard que fut pratiquée la seconde extirpation de tumeur pancréatique ; c'est Briggs qui, en 1889, extirpa une tumeur de la queue du pancréas chez une femme de 45 ans. C'était un sarcome fusocellulaire de la queue avec hydatides. L'opération réussit.

Ruggi, la même année, en 1889, enleva un adénocarcinome chez une femme de 50 ans. Mais la malade mourut à la suite, par récidive.

En 1892, nous connaissons deux opérations : celle de Routier qui a énucléé au travers d'une boutonnière du mésocolon un lymphosarcome de la queue (mort deux jours après par anurie) et celle de Terrier. Biondi, en 1894, extirpa avec succès, chez une femme de 43 ans, un fibro-adénome de la tête. (L'observation de sa malade est consignée dans toute son intégralité dans le courant de ce travail).

C'est encore la même année, en 1894, que Malthe extirpa un carcinome à cellules géantes chez une femme de 49 ans.

Krœnlein, en 1895, enleva un sarcome de la tête du pancréas chez une femme de 63 ans. L'opérée mourut au bout de sept jours des suites d'une péritonite.

Enfin, en 1896, Sendler pratiqua l'extirpation d'un lymphome tuberculeux et il réussit à sauver la malade. Tels sont tous les auteurs qui ont pratiqué des opérations pour tumeurs solides du pancréas.

D'autres chirurgiens ont fait un traitement chirurgical palliatif au moyen des cholécystentérostomies, gastrentérostomies et créations de fistules. Mais nous ne faisons que les indiquer, sans vouloir ici insister davantage.

On voit donc que le traitement chirurgical des tumeurs solides du pancréas ne date que de quelques années seulement.

Mais, ayant obtenu quelques bons résultats, à la fois par le traitement radical et par le traitement palliatif, les chirurgiens doivent être encouragés, et ils sont dorénavant autorisés à intervenir par les succès, dans quelques cas du moins, jusque là obtenus.

CHAPITRE II

Les tumeurs solides du pancréas peuvent se diviser en deux catégories :

1° Tumeurs bénignes ;

2° Tumeurs malignes.

Nous dirons un mot seulement et tout d'abord des tumeurs bénignes, parce qu'elles sont très rares. On n'en connaît que deux cas :

1° Celui de Biondi qui enleva, en 1894, un fibro-adénome de la tête du pancréas et 2° celui de Sendler qui pratiqua, en 1896, l'extirpation d'un lymphome tuberculeux.

Quant aux tumeurs malignes, il existe des sarcomes, mais c'est le cancer qui représente la tumeur solide la plus fréquente.

C'est la tête du pancréas qui est le plus souvent atteinte par la tumeur.

L'étude clinique de ces tumeurs ne nous intéresse pas particulièrement ici, puisque nous n'avons en vue que le côté thérapeutique. Cependant nous en dirons un mot.

L'histoire des tumeurs bénignes et des tumeurs malignes autres que le cancer n'est pas encore faite, vu le petit nombre d'observations connues.

Quant à l'étude du cancer, elle a été faite d'une façon complète par MM. Bard et Pic et par M. Miraillié dans une excellente revue générale.

Rappelons en quelques mots les principaux symptômes du cancer du pancréas: ce sont : « Ictère sans rémission, augmentation de la vésicule biliaire sans hypertrophie du foie, température anormale, rapide amaigrissement, cachexie et courte durée de la maladie » (Bard et Pic). La fonction de l'estomac est conservée, dans la règle, mais il peut survenir une dilatation de cet organe par compression du pylore, dans lequel cas il est très difficile de faire le diagnostic différentiel avec le carcinome du pylore.

La tumeur est située le plus souvent sur les grands vaisseaux abdominaux et elle peut déterminer la compression de l'aorte. Il peut y avoir encore compression des veines cave et porte et par cela même thrombose, tuberculose; on peut aussi observer de l'ascite et des hémorrhagies intestinales, de la stéarrhée et du diabète.

MARCHE

La marche des tumeurs solides du pancréas est très variable. Nous avons vu que pour ces tumeurs, les auteurs avaient observé des marches très différentes de ces affections. Nous allons rappeler quelques-unes des observations qui, par un seul coup d'œil, démontreront les façons variées dont évoluent les tumeurs.

Parlons d'abord des tumeurs malignes.

Trendelenburg parle d'une personne souffrant depuis des années, alors que tout d'un coup se fit une croissance rapide de la tumeur.

Briggs a vu une tumeur évoluer en huit mois; Ruggi parle aussi d'une évolution très rapide.

Biondi fait remonter à six ans le début des accidents survenus chez sa malade, tandis que Malthe parle seulement de six mois.

Le cas de Krœnlein remontait à trois années, celui de Sendler à neuf mois.

Ainsi la durée de l'évolution de ces tumeurs est donc limitée entre quelques mois et six années.

PRONOSTIC

Le pronostic se tire aisément d'après les renseignements précédents.

Il n'est pas besoin d'insister. Si la tumeur est secondaire et si elle est localisée à une partie du pancréas ou si elle envahit toute la glande, le pronostic est des plus sombres et la mort sera d'autant plus vite la conséquence du mal que la fonction de l'organe sera plus complètement empêchée.

Si la tumeur, quoique maligne, est primitive, les dangers seront d'autant plus grands que l'organe sera plus complètement envahi. Cependant, par le traitement, on pourra espérer arriver à de bons résultats, pourvu qu'il reste dans la suite une portion saine du pancréas.

Quant aux pancréatites, elles peuvent évoluer vers la guérison.

DIAGNOSTIC

D'après la lecture des observations qui vont suivre, on pourra voir combien le diagnostic des tumeurs solides du pancréas est difficile et on pourra se convaincre qu'il peut même être parfois impossible.

On a cependant quelques bons signes qui sont : l'ictère, la fièvre, les vomissements, l'amaigrissement, le diabète, la non émulsion des matières grasses qu'on retrouve dans les selles, et la sensation de pesanteur avec douleur dans la région de l'ombilic, coïncidant avec la présence d'une tumeur.

Voilà pour les tumeurs malignes.

Mais ces signes restant très variables et non constants, on sera souvent obligé de faire le diagnostic par exclusion et même il arrivera que pour le faire, la laparotomie s'imposera.

Lorsqu'il existe une tumeur, on pourra, après l'insufflation de l'estomac et du côlon se rendre compte des rapports de la tumeur avec ces organes, suivant l'étendue de la matité ou de la sonorité.

CHAPITRE III

1° Médical. 2° Chirurgical.

Le traitement des tumeurs solides du pancréas peut se diviser tout d'abord en traitement médical et chirurgical et le traitement chirurgical se subdiviser en radical et palliatif.

1° Occupons-nous d'abord du traitement médical. Assurément, ce n'est pas le traitement de choix, c'est celui qu'on emploiera lorsque toute intervention opératoire sera devenue impossible ou par cachexie ou à cause de la généralisation de la tumeur.

On s'adressera alors aux symptômes et on tâchera de les modifier et de supprimer ou d'atténuer le mieux qu'on le pourra les souffrances des malades.

Pour suppléer au mauvais fonctionnement du pancréas, on pourra faire des inoculations de suc pancréatique ou on donnera à manger du pancréas d'animaux. On fera l'asepsie des voies digestives. On mettra le malade au régime lacté pour fournir à son organisme le moins de causes possibles d'infection. On calmera les vomissements. On fera des injections de morphine pour dissiper les douleurs. En un mot, on formulera un traitement, variable dans chaque cas particulier, traitement qui s'adressera aux symptômes, c'est-à-dire aux effets d'une cause qu'on ne pourra supprimer.

2° Le traitement chirurgical est d'une tout autre importance. Il est radical ou palliatif.

A. *Traitement radical.* — Le traitement radical, c'est l'extirpation de la tumeur. Cette extirpation a été pratiquée neuf fois et elle a donné les résultats suivants consignés en regard de leurs auteurs :

Trendelenburg.	Guérison normale. Mort après retour au pays.
Briggs............	Guérison.
Ruggi............	Guérison. Mort par récidive quelques mois après.
Routier..........	Mort deux jours après d'anurie.
Terrier..........	Mort de shock opératoire le soir de l'opération.
Biondi...........	Guérison.
Malthe...........	Guérison.
Kroenlein........	Mort 7 jours après par péritonite.
Sendler..........	Guérison.

Körte, dont nous ne saurions trop citer le travail, a donné d'utiles indications sur le traitement chirurgical des tumeurs solides du pancréas. Nous lui empruntons en grande partie ce qui suit :

Les expériences faites dans le traitement des tumeurs kystiques du pancréas montrent qu'il est possible d'extirper des néoplasmes de la substance de la glande et d'en enlever des parties qui forment la portion caudale de la tumeur. De même on peut pratiquer la cure radicale pour les tumeurs solides de l'organe. Le traitement chirurgical de ce dernier est, il est vrai, enfermé dans d'étroites limites, car le traitement opératoire n'est applicable qu'aux néoplasmes ayant envahi non pas toute la glande, mais une partie seulement de celle-ci.

Les expériences sur les animaux ont démontré que la glande pancréatique de ces derniers se prête à des tentatives opératoires de la même façon que tous les autres organes, glandulaires et vasculaires de l'abdomen. La nécrose adipeuse trouvée chez les animaux et après intervention sur le pancréas paraît être sans importance chez l'homme, si l'opération se fait avec toutes les mesures de précaution nécessaires.

Mais des recherches ultérieures ont démontré que l'ablation totale de l'organe, opération qui, faite avec soin et pratiquée sur les animaux, quoique très difficile, est incompatible avec la vie, les animaux succombant au diabète.

Chez l'homme, l'extirpation totale du pancréas est, au point de vue technique, encore plus difficile que chez les animaux où la glande est plus favorablement située. Les résultats des expériences sur les hommes et les animaux ayant montré que l'extirpation totale du pancréas a pour conséquence le diabète dans un très grand nombre de cas, ont fait condamner la suppression totale de l'organe.

Par contre, des portions de la glande peuvent être enlevées sans préjudice, car la présence d'une petite portion du parenchyme glandulaire sain suffit pour mettre obstacle à l'apparition de glucose dans les urines. On doit tout d'abord considérer l'extirpation de la moitié gauche du pancréas. Cette portion de l'organe est la plus facile à enlever; elle n'a aucun rapport intime avec l'intestin. Parmi les gros vaisseaux, il n'y a ici à tenir compte que de l'artère et de la veine spléniques, puisque la rate pourra se nourrir par anastomoses avec les artères gastriques. La portion du pancréas située à gauche de la colonne vertébrale est aussi celle qui est le plus fréquemment frappée par les tumeurs solides (6 fois sur 10 cas).

Beaucoup plus compliqués sont les rapports de la partie droite de la glande. Celle-ci présente des rapports intimes avec le duodénum qui l'embrasse par une courbure en forme de fer à cheval.

La séparation de la tête du pancréas de ses connexions avec le duodénum est extrêmement difficile et techniquement impossible à pratiquer sans fortement endommager la nutrition de la paroi intestinale.

Chez les animaux (chiens et chats) l'ablation réussit,

bien que non sans grosses difficultés, car chez eux, le duodénum et le pancréas offrent des rapports plus avantageux. Viennent ensuite les gros vaisseaux situés en arrière du pancréas, dans la gouttière de celui-ci, l'artère mésentérique supérieure et la veine du même nom qui sont mis en danger, par suite de l'extrême difficulté de les sectionner ; leur ligature, de même que celle de leurs grosses branches détermine la gangrène du côlon (Kroenlein). Enfin, dans l'extirpation de toute la tête du pancréas, il sera nécessaire de ligaturer les deux canaux excréteurs (central et périphérique), ce qui amènera une atrophie de la portion de la glande épargnée par l'opération. Le résultat équivaudra donc à une extirpation totale.

Le canal de Wirsung débouche dans le duodénum avec le canal cholédoque qui souvent parcourt une grande distance dans le pancréas. La ligature amènerait donc de la cholaémie. Pour toutes ces raisons, sont seules praticables des ablations partielles des tumeurs décapsulées et en épargnant au moins un des canaux excréteurs (Biondi) et le canal biliaire cholédoque.

Parmi les tumeurs solides, sont seules justiciables d'une extirpation celles qui sont situées dans la partie gauche de la glande et qui n'ont pas contracté d'adhérences avec les organes du voisinage et encore celles qui siègent dans la tête ou le corps du pancréas n'ont pas envahi tout le segment en question de la glande. Après cela, la cure radicale n'est possible que dans un petit nombre de tumeurs du pancréas.

Somme toute, après tout ce qui a été dit plus haut, du siège des tumeurs primitives, le plus grand nombre appartient à la tête et le plus petit à la queue du pancréas.

Parmi les premières, un petit nombre offre des conditions favorables justifiant une extirpation. A côté du traitement chirurgical radical, il faut mentionner le traitement palliatif, qui a pour but de soulager et de prolonger la vie du malade atteint d'une tumeur du pancréas.

Manuel opératoire. — Après avoir ouvert l'abdomen trois voies se présentent à l'opérateur pour mettre à nu le pancréas :

1º Section du ligament gastro-colique et ouverture de la bourse mésentérique ;

2º Rabattre l'épiploon avec le côlon transverse et inciser le feuillet du mésocôlon transverse regardant en bas et recouvrant la glande.

3º Incision du petit épiploon au-dessus de la petite courbure (Ruge). Tous ces procédés sont également bons ; on choisira celui qui est le plus en rapport avec le siège de la tumeur dans chaque cas donné. Le plus souvent, c'est la première méthode qui est employée. Au moyen de la section gastro-colique, ont opéré : Terrier, Biondi, Krœnlein, et Briggs. Deux tumeurs siégeaient à la tête, deux autres à l'extrémité gauche de la glande.

Routier et Malthe ont opéré d'après le deuxième procédé : ils fendirent le mésocôlon transverse et arrivèrent ainsi sur la tumeur développée sur la queue du pancréas. Ce procédé n'est applicable qu'aux tumeurs situées à gauche ; car, à droite de la colonne vertébrale, l'artère et la veine mésentérique passent au-dessous du pancréas dans le mésocôlon. Il faut soigneusement éviter de ne pas blesser les vaisseaux et leurs branches. Sendler arriva sur le pancréas en passant par dessus la petite courbure de l'estomac après incision du petit épiploon. Mais cette méthode est rarement employée et sa réussite dépend d'un état d'enfoncement de l'estomac. Elle convient surtout à des tumeurs de la tête et du corps. Le pancréas est peu mobile : la queue l'est un peu, mais la tête l'est en général moins. Cependant, Biondi et Sendler rapportent qu'il leur avait été possible de déplacer la moitié droite et de faciliter ainsi l'énucléation de la tumeur. Le dernier temps de l'opération, l'extirpation de la tumeur du tissu environnant sain est la partie la plus dangereuse de l'intervention. Sa condition pour la réussite est que la tumeur n'ait pas envahi d'une façon diffuse toute la tête du pancréas, mais qu'elle soit décapsulée du tissu sain. Dans l'extirpation des tumeurs non encapsulées de la tête, jusqu'à présent pratiquée trois fois (Biondi, Krœnlein et Sendler), on doit prendre en considération les trois points suivants : conservation de l'intégrité du duodénum, ménager les gros vaisseaux, les canaux excréteurs et le canal cholédoque. D'abondantes hémorrhagies sont à redouter : Krœnlein s'est vu obligé de ligaturer sur le bord inférieur de la tumeur une grosse artère et une grosse veine qui étaient des branches de l'artère et de la veine mésentériques supérieures, car une ablation pure et simple lui parut trop risquée en présence des connections intimes avec la masse néoplasique. Cette ligature fit échouer la réussite de l'opération, car on vit survenir une gangrène circonscrite du côlon transverse par suite de l'interruption de la circulation. Krœnlein fit alors des recherches au sujet des vaisseaux et elles lui donnèrent des résultats importants. Il constata une variété individuelle très grande dans les rapports des vaisseaux, surtout des branches de la veine et de l'artère mésentériques supérieures. Plus haut, ces branches se détachent en arrière du pancréas; plus leurs rapports sont intimes avec cette glande et plus grand est le danger d'une ligature dans l'extirpation d'une tumeur de cette région.

En raison de la grande quantité de sang dont a besoin l'intestin, cette ligature détermine de la gangrène si, comme l'auteur l'a trouvé sur le cadavre, une anastomose de ce vaisseau avec l'artère hépatique n'assure la circulation. De même se trouvent en rapports intimes avec le pancréas les branches de l'artère hépatique : l'artère gastro-duodénale, la pancréatico-duodénale et la gastro-épiploïque droite. Cependant leur ligature n'est pas accompagnée d'effets dangereux.

En dehors des rapports qu'affecte la tumeur avec l'intestin et les vaisseaux, ceux présentés avec les canaux de

Wirsung et de Santorini avec le cholédoque sont très
importants. Quand la tumeur est profondément située, les
deux canaux sont en danger.

Dans l'opération de Biondi, le canal de Wirsung a été
sectionné, tandis que le canal de Santorini a été conservé.
Il y eut de ce fait, pendant 26 jours après l'opération, un
écoulement de bile et durant 25 jours un écoulement de
suc pancréatique. A la suite de ses opérations sur les
hommes et les animaux, Biondi établit que dans les opérations sur la tête du pancréas il suffit de maintenir un
des deux canaux excréteurs de la glande.

De petites plaies de la paroi du canal cholédoque pou-
vent guérir sans réduire la lumière du conduit. L'extirpation de toute la tête du pancréas détermine la mort des
animaux par suppression de la fonction. Les soins à donner à la plaie opératoire du pancréas après l'opération
doivent varier selon les circonstances. L'extrémité de la
tumeur du pancréas peut être sans danger enfoncée, si
elle a été solidement suturée et touchée au thermocautère.
Mais si la plaie présente une profonde cavité dans le tissu
conjonctif, on bourrera d'iodoforme.

D'après Krœnlein, la place qui reste dans le pancréas
après ablation de la tumeur sera simplement recouverte
par la suture du ligament gastro-colique. Il est à remar-
quer qu'au cours d'autopsies de malades ayant succombé
le sixième jour après l'opération, on n'a pas trouvé trace
de nécrose de tissu adipeux ou d'hémorrhagie dans le
voisinage de la région opérée, bien que la plaie pancréatique ait été laissée ouverte.

Malthe sutura la plaie du pancréas avec du catgut et
ferma complètement les parties molles. Sendler procéda
de la même façon. Biondi réunit le déodunum au reste du
pancréas et fit une suture partielle de la plaie, pour que
les secrétions du pancréas pussent s'écouler au dehors
sans dommage.

De toutes ces expériences on peut conclure.

S'il reste une plaie opératoire dans le pancréas, réunir celle-ci avec des sutures. Si l'opération conduit dans le canal principal et si une ouverture de ce dernier est possible, on tamponnera avec de la gaze qu'on prolongera au dehors.

Bien que le suc pancréatique ne donne pas toujours lieu à des désordres graves, quand il est libre dans la cavité abdominale, il est préférable de protéger la cavité pendant et après l'opération, car sa présence produit des phénomènes d'irritation et peut donner lieu à une péritonite.

B) *Traitement palliatif.* — Le traitement palliatif n'est pas le traitement de choix évidemment, mais il s'impose chaque fois qu'on ne peut faire mieux, c'est-à-dire quand on ne peut recourir au traitement radical.

Il est bien entendu que le traitement palliatif n'a d'autre but que de prolonger la vie des malades, tout en améliorant leur situation. Les troubles fonctionnels observés chez les malades atteints de tumeur solide du pancréas sont en somme de deux ordres :

1° Obstruction intestinale amenée par compression du duodénum ou envahissement de ses parois par un néoplasme;

2° Rétention biliaire due à l'obstruction du cholédoque.

1° *Obstruction intestinale. Gastroentérostomie.* — Dans certains cas d'obstruction intestinale, la gastroentérostomie pourrait être indiquée. Nous savons les résultats donnés par cette opération appliquée aux affections stomacales. D'ailleurs, Stansfield pratiqua la gastroentérostomie chez un malade qui, trente-trois jours après, avait gagné deux livres en poids et se trouva très bien pendant deux mois. Puis survint de l'affaiblissement et l'opéré mourut quatre mois après l'opération. Or, on trouva à l'autopsie que la bouche gastro-intestinale était oblitérée. L'insuccès est donc dû ici à une faute opératoire.

2° *Rétention biliaire par obstruction du cholédoque.*

*Cholécystostomie et cholédochostomie. Cholécystentéros-
tomie et cholédochoentérostomie.* — On pourrait quelquefois ouvrir le cholédoque à l'extérieur ou l'aboucher avec
le duodénum. Mais ces faits doivent être très rares et
nous n'envisagerons ici que les opérations palliatives
pratiquées sur la vésicule. On peut agir sur celle-ci de
deux façons différentes, soit en pratiquant une cholécystostomie, soit en faisant une cholécystoentérostomie.
Mais il s'agit de savoir à laquelle de ces deux opérations
on doit donner la préférence dans les cas d'obstruction
du cholédoque. Nimier a établi de la façon suivante la
valeur comparative de ces deux opérations :

« D'après la statistique sur les résultats opératoires
obtenus, la discussion sur la valeur comparative de la
cholécystostomie et de la cholécystentérostomie ne saurait
être longue.

» Tandis, en effet, que l'établissement d'une bouche
biliaire sur la vésicule est suivie dans 8 cas sur 17 de mort
rapide en quelques jours, cette fâcheuse terminaison est
relevée deux fois seulement sur dix après anastomose cys-
tico-intestinale. Mais, ce qui est plus démonstratif encore,
c'est, en premier lieu le résultat obtenu dans les cas heu-
reux au point de vue de la durée de la survie. Tandis
qu'après la cholécystostomie, l'opéré meurt au bout de
quelques semaines, au plus et rarement huit ou neuf,
c'est par mois que se chiffre la survie des opérés de cholécystentérostomie, plusieurs fois six et huit mois. En
second lieu, il importe de faire ressortir que, pendant ce
laps de temps plus ou moins long, l'état du patient peu
ou pas modifié quand la bile s'échappe à l'extérieur, s'amé-
liore notablement lorsqu'elle passe dans l'intestin : dispa-
rition du prurit et de l'ictère, relèvement des forces,
reprise de l'appétit et de l'embonpoint, tels sont les phénomènes qui procurent l'illusion temporaire de la guérison.

» Ce résultat mérite-t-il d'être obtenu au prix des risques

réels de l'intervention ? C'est affaire, sans doute, de tempérament de la part du malade aussi bien que du chirurgien, mais il me semble que les faits rapportés par la statistique plaident en faveur de la cholécystentérostomie.

» Faute d'observation, on peut, *a priori*, pour les cas plus haut spécifiés, accorder la même faveur à la cholédocho-entérotomie, tandis que la cholécytostomie et la cholédochostomie ne doivent être acceptées que comme des pis aller, lorsque l'abouchement des voies biliaires et de l'intestin est impraticable ».

Il nous reste maintenant à dire un mot de l'obstruction du canal pancréatique dans les cas de tumeurs siégeant sur la tête du pancréas.

Il est établi que, dans ces cas, le canal de Wirsung peut quelquefois présenter une dilatation considérable. On pourrait donc établir une bouche pancréatico-intestinale pour favoriser l'excrétion du suc pancréatique.

Weir, dont on trouvera plus loin l'observation, a tenté l'abouchement pancréatico-intestinal, mais il a échoué parce qu'il s'était placé dans des conditions défavorables.

Nous n'avons pas à décrire ici le manuel opératoire de la cholécystostomie, ni de la cholécystentérostomie, ni de l'abouchement pancréatico-intestinal.

OBSERVATIONS DU TRAITEMENT PALLIATIF

OBSERVATION I

Dr NIMIER. Extrait de la *Revue de chirurgie*, 10 juillet 1894.

Carcinome de la papille duodénale. — Ictère par obstruction, cholécystostomie.—Kyste pancréatique, pancréatotomie, cholécystentérostomie secondaire (WEIR, 23 déc. 1893).

Un homme de 35 ans, alcoolique, jusque là bien portant, commence à devenir jaune, éprouve chaque jour un ou deux frissons, sue la nuit et s'affaiblit rapidement. Deux semaines et demie plus tard, il ressent dans la région hépatique une douleur vive, continue et l'ictère s'accentue ; il n'a ni nausées, ni vomissements, ni épistaxis, ni démangeaisons.

Le 7 mars 1893, la nutrition reste assez bonne, l'appétit est faible, le pouls régulier 88, la respiration 20, la température autour de 38°, le foie, énorme, descend à 3 cent. 5 de l'ombilic ; son bord est net, irrégulier ; la vésicule est indistincte, la rate grosse ; l'abdomen est distendu, tympanique dans les flancs, sensible à l'hypogastre.

La jaunisse est très marquée, les selles très peu colorées ; l'urine acide, densité 1010, légèrement albumineuse, fortement teintée par la bile. On diagnostique une obstruction des voies biliaires probables et du canal cholédoque.

Le 8 mars, incision de 12 cent. 5, parallèle au rebord costal droit et 6 cent. au-dessous de lui, on tombe sur le foie, on reconnaît profondément située la vésicule biliaire que l'on peut ponctionner après incision partielle du muscle droit.

On en extrait de 150 à 200 gr. de bile aqueuse, légèrement verdâtre ; le doigt introduit dans la vésicule ne sent rien ; une sonde urétrale n° 12 pénètre dans le canal cystique, mais ne parvient pas dans le cholédoque.

La palpation de ce canal et du duodénum ne décèle rien, mais on reconnaît que le pancréas est triplé de volume et au niveau de sa tête existe une tuméfaction fluctuante qui, ponctionnée avec une aiguille hypodermique, laisse échapper un liquide clair comme le suc pancréatique. Dans l'espoir de découvrir une obstruction du canal pancréatique, ou de la papille duodénale, le chirurgien incise ce kyste, évacue de 60 à 90 gr. de liquide clair, un peu opalescent, il explore la cavité qui, creusée dans le pancréas a les dimensions d'un œuf de poule, mais ne sent rien et ne peut faire pénétrer un stylet dans le duodénum.

Comme ces explorations et l'arrêt par tamponnement du suintement fourni par l'incision du pancréas ont pris beaucoup de temps, on ne peut pas, vu l'état de l'opéré, ouvrir le duodénum.

Un tube de verre garni de gaze iodoformée est placé comme drain dans le kyste ou plutôt le conduit dilaté du pancréas ; et la fistule biliaire, elle aussi drainée par un tube de verre, est suturée à la paroi abdominale.

Les deux drains sont reliés par des tubes de caoutchouc à des récipients garnis de solutions antiseptiques.

Pendant la semaine suivante, il suinte chaque jour une certaine quantité de bile, d'abord plus de 300 gr., puis une centaine. Le lendemain de l'opération, il n'y eut pas d'écoulement pancréatique, puis les jours suivants 150 gr. environ.

Pendant 48 heures, l'opéré fut gêné par des hoquets qui, au 4ᵉ jour, disparurent tout à fait après l'enlèvement du drain de verre pancréatique. Cette suppression, quoique permettant la chute dans le péritoine du suc pancréatique, ne provoqua pas de poussée péritonéale.

L'ictère disparut rapidement, mais les selles restèrent peu colorées avec beaucoup de graisse libre ; le malade, émacié et affaibli, prenait assez de nourriture, sa température ne dépassa pas 38° et il n'eut aucun frisson.

L'analyse du liquide recueilli par le drain de la vésicule biliaire démontra que le suc pancréatique ne remontait pas par le canal cholédoque dans la vésicule ; une cholécystentérostomie n'était donc pas suffisante, il fallait en plus, pour ramener dans l'intestin la bile et le suc pancréatique, établir une fistule pancréatico-intestinale. Dix jours après la première opération, malgré la faiblesse très grande du malade, Weir rouvre l'incision abdominale, sépare les adhérences, recherche la cavité pancréatique ; mais elle admet à peine une sonde nᵒ 14 ; le pancréas est presque revenu à son état normal ; sa tête est indurée ; il est impossible d'établir une fistule intestinale, aussi la plaie pancréatique est-elle fermée et tamponnée à la gaze iodoformée. Huit à dix minutes suffisent ensuite pour séparer la vésicule biliaire de la paroi abdominale et la fixer au moyen d'un bouton de Murphy, dans une incision de la partie supérieure du jéjunum. Une mèche de gaze iodoformée assure le drainage. L'opéré succomba au bout de deux heures.

A l'autopsie, on découvrit une petite tumeur allongée.

OBSERVATION II

Wein, 23 décembre 1893.

Kyste pancréatique dû à un calcul. — Obstruction supprimée par une exploration digitale.

A 25 ans (1886) une femme éprouve dans l'abdomen des coliques qui reviennent par intervalles pendant 4 mois, cessent, puis reparaissent au bout de 8 mois avec les mêmes caractères, toutefois un peu moins longues; cependant une attaque persista plusieurs heures. En octobre 1887, la malade remarque l'apparition soudaine, dans la partie supérieure de l'abdomen, d'une tuméfaction dure, tendue, qui augmente pendant trois jours, puis disparaît sans cause pendant la nuit. La journée suivante, une grande quantité de liquide est rendue avec les selles. La femme, du reste, ne se plaignait que de faiblesse. Seize jours plus tard, la tumeur reparaît à la même place, augmente un peu pendant six jours, est ponctionnée, et fournit environ un demi-litre de liquide épais, de couleur vineuse, dont l'examen chimique décèle la nature pancréatique.

Le 27 février 1898, la malade entre à l'hôpital. Depuis 8 mois, elle est constipée, ses selles sont de couleur normale, la digestion n'est pas troublée. Ni sucre ni albumine dans les urines. Temp. 37,5. Pouls 100.

La tumeur a conservé son volume. L'abdomen est très distendu, surtout à gauche et notablement au-dessus de l'ombilic; la tumeur est globuleuse, assez bien limitée, tendue, animée d'une impulsion indistincte, mate, sans modification de la matité suivant les positions de la malade. Par aspiration, on en retire un liquide brun, rouge foncé qui, dilué avec une certaine quantité d'eau, prend la teinte d'une solution d'hémoglobine.

Il est alcalin, légèrement albumineux, un peu fétide, de densité 1014, visqueux, sans pigment biliaire, sans peptones; il émulsionne les huiles neutres, faiblement l'albumine et le blanc d'œuf; il convertit en glucose l'amidon cuit. Au microscope, on y découvre un grand nombre de leucocytes et de cellules rondes à protoplasme pigmenté,

Maugin.   3 quelques petits cristaux, sans doute des phosphates, pas de globules rouges. Au total, c'est du suc pancréatique.

Le lendemain de la ponction, la malade étant anesthésiée, on sent dans l'abdomen devenu flasque, une masse assez vague à la place de la tumeur. Par une petite incision de 5 centimètres sur la ligne médiane, au-dessus de l'ombilic, le chirurgien introduit deux doigts à la place du pancréas, reconnaît une masse transversalement dirigée, grosse comme les deux poings, surtout du côté gauche, dure, sans nodule.

De cette exploration, sur 3 centimètres suivant l'axe de l'intestin au niveau de la papille duodénale, ce carcinome laissait passage à un stylet enfoncé dans les canaux cholédoque ou pancréatique eux-mêmes très dilatés et épaissis. Dans son premier tiers, le canal pancréatique en particulier était remarquablement dilaté ; la tête du pancréas, quoique dure, ne semblait pas envahie par la tumeur. Le corps et la queue étaient normaux.

Weir conclut qu'il s'est agi d'un kyste du pancréas par obstruction du canal pancréatique, et comme depuis cinq ans qu'elle a été opérée la malade va bien, il est probable qu'il s'agissait d'une obstruction, non pas par une tumeur, mais par un calcul qui a été déplacé par les manipulations au cours de la laparotomie exploratrice.

CHAPITRE IV

OBSERVATION I (résumée).

TRENDELENBURG, *Witzel, Deutsche Zeitschrift für Chir.*, 1886.

Femme de 44 ans, souffrant depuis des années, dans le côté gauche du ventre, d'un petit nodule mobile. Après un certain temps, moins de mobilité, grosseur comme une poire et alors croissance rapide avec perte des forces et de l'appétit.

4 juillet 1882 : Grande tumeur rétropéritonéale située à gauche.

10 juillet 1882 : Extirpation par l'incision latérale du ventre. Tumeur rétropéritonéale garnie de gros vaisseaux.

Union intime avec le pancréas.

Le corps et la queue faisaient plus ou moins partie de la tumeur.

Tête du pancréas saine.

Hémorrhagie splénique.

Compression de la queue.

Déchirure de la rate ; rate extirpée. Rein gauche et partie avoisinant le rein en bon état. Guérison normale. Morte bientôt après son retour au pays.

Sarcome fusocellulaire gros comme une tête d'homme.

OBSERVATION II (résumée).

BRIGGS

Femme de 45 ans, souffrante de crampes d'estomac avec vomissements sanguins. Amaigrissement 7 ou 8 mois plus tard. Briggs trouva une tumeur dans le ventre qu'il pensa appartenir au pancréas. La ponction fit jaillir du liquide couleur de café foncé (Hydatides).

On trouva une tumeur épigastrique dure, lisse, dans l'hypochondre gauche qui était mobile.

Incision de l'appendice xiphoïde à l'ombilic. Tumeur adhérente au côlon transverse et à l'estomac. Avec ce dernier, il y avait une adhérence fibreuse longue de plusieurs pouces.

Ces adhérences furent rompues et l'on sortit toute la tumeur avec la queue du pancréas.

La patiente put travailler et gagner plusieurs livres en poids.

A l'examen microscopique on reconnut un sarcome fuso-cellulaire avec hydatides.

OBSERVATION III (résumée).
Rucci

Femme de 50 ans, 23 août 1889. On trouve deux tumeurs ; en bas un fibromyome utérin ; la tumeur supérieure allant de la ligne axillaire vers la ligne parasternale et l'ombilic. Elle mesurait 25 cent. dans sa plus large surface.

Tumeur mobile et pouvant être poussée sur les côtes. Rate, foie et reins normaux. Diagnostic : tumeur rétropéritonéale des reins ou du pancréas.

Opération 4 septembre 1889.

Incision à gauche, parallèlement aux arcs costaux, de la ligne axillaire à la ligne parasternale conduisant directement sur la tumeur. Un flot ascitique jaillit à l'incision de la paroi abdominale. On fait avancer, en la pressant, la tumeur hors de la plaie. Elle est molle, comme de la matière cérébrale. Ablation faite de la glande, la tumeur pesait 650 grammes.

Adénocarcinome. Malade morte de récidive quelques mois après.

OBSERVATION IV (résumée).
Routier

Routier a rapporté le cas d'un lymphosarcome de la queue du pancréas. Il fit la laparotomie et énucléa la tumeur au travers d'une boutonnière dans le mésocolon.

La malade mourut deux jours après d'anurie.

OBSERVATION V
TERRIER

Femme âgée de 51 ans, jardinière, entrée à l'hôpital Bichat, dans le service du professeur Terrier, 26 novembre 1892.

Antécédents héréditaires :

Mère bien portante, père atteint d'épithéliome de la langue, mort à 69 ans ; frère mort à 51 ans, d'une affection hépatique, après un an de maladie.

Antécédents personnels : très bonne santé habituelle, aucune maladie antérieure, règles à 15 ans, grossesse normale unique à 42, ménopause à 50 ans.

Depuis 5 ans, cette femme a remarqué que son ventre se développait lentement avec seulement quelques tiraillements ne l'obligeant pas à s'arrêter. Sa tuméfaction a débuté par le côté gauche et semble avoir progressé de bas en haut. Elle s'est accentuée depuis un an, c'est-à-dire après la ménopause.

En même temps que son ventre grossissait, la malade, dans ces deux dernières années, a progressivement maigri et perdu ses forces. Son appétit est devenu capricieux et ses digestions pénibles.

Aucun incident, toutefois, ne l'a décidée à entrer à l'hôpital. (26 nov. 1892.

On constate sur les téguments de l'abdomen que le réseau veineux sous cutané est sensiblement plus développé qu'à l'état normal. Sa cicatrice ombilicale n'est pas déplissée. Le ventre n'est pas tout à fait symétrique, il pointe en avant et est plus saillant du côté gauche ; il n'en est pas de même de la base du thorax.

A la palpation, on sent dans la région ombilicale une tumeur qui n'est pas exactement médiane, mais emplète un peu sur le côté gauche. Elle présente 3 lobes : un premier qui se perd dans la profondeur de l'abdomen, et deux autres supérieurs, droit et gauche entre lesquels le plan des muscles grands droits antérieurs déprime une sorte de gouttière peu accentuée. A droite, la tumeur est régulièrement arrondie jusque dans ses parties profondes où elle paraît s'implanter sur la paroi postérieure de la cavité abdominale. A gauche, arrondie supérieurement, elle présente en bas des irrégularités et une dépression très nette qui permet à la main de la saisir. A ce niveau, sa consistance est plus dure que dans le reste de son étendue ; à droite, sensation de fluctuation. Elle est immobile de haut en bas et ne se déplace que très peu dans le sens transversal.

Mais dans toute son étendue, la tumeur est entourée d'une zone de sonorité qui occupe les flancs, l'épigastre et l'hypogastre. Les organes du petit bassin sont sains. L'urine ne renferme ni sucre ni albumine ; elle fournit 26 gr. 50 d'urée par vingt-quatre heures, sa densité est 1024.

Opération, 3 décembre 1892.

Une incision sur la ligne médiane ouvre la paroi abdominale au niveau de la tumeur recouverte par l'épiploon. Celui-ci incisé et refoulé laisse voir une surface violacée à reflet brillant, donnant au doigt la sensation de fluctuation. Une ponction exploratrice étant restée négative, l'incision de la laparotomie est agrandie et la tumeur attirée hors l'abdomen, montre 3 lobes sans nulle connexion avec les organes du petit bassin. Il semble que l'on soit en présence d'une tumeur du mésentère, tumeur extrêmement variqueuse, notamment dans sa partie droite à la surface de laquelle on voit courir d'énormes veines. Après décortication du revêtement péritonéal, des broches sont passées dans le néoplasme et un lien de caoutchouc y forme un pédicule que l'on sectionne au couteau et qu'on cautérise au thermo-cautère. L'hémorrhagie est assez abondante : il est nécessaire de lier de nombreuses veines d'un gros calibre. La masse enlevée pèse 2,500 gr. ; on y reconnaît du tissu pancréatique sur la coupe du pédi-cule. Celui-ci est maintenant au dehors. Une suture à deux étages (péritoine et aponévroses-peau) forme la paroi.

Après l'opération, la malade se réveille assez bien, mais reste dans un certain état de stupeur, les traits un peu tirés et la face très pâle. Le soir, vers cinq heures, le pouls est à peine perceptible (134), la respiration rapide (34), la température au-dessous de la normale (36,2). L'opérée conserve sa connaissance et meurt de shock opéra-toire à 7 heures du soir.

Autopsie : Le pancréas est représenté par une lame assez mince de tissu glandulaire, dans l'anse du duodénum, lequel circonscrit le pé-

dicule de la tumeur constituée par des travées fibreuses et des vaisseaux. Avec un liquide comparable à la sérosité d'un caillot.

Diagnostic histologique : Tumeur épithéliomateuse kystique du
pancréas.

OBSERVATION VI

Bioxot, Contributio Clinica e sperimentale alla Chirurgica del Pancréas, trad. de
l'Italien.

Marg. Effs., 43 ans, de Cagliari, mariée, avec beaucoup d'enfants
et occupée aux travaux domestiques.

Antécédents héréditaires : Père âgé de 80 ans et bien portant ; n'a
jamais été malade ; mère morte d'une pustule maligne à la joue gauche, sans avoir jamais souffert d'ailleurs. Elle a eu 9 frères et sœurs.
Trois sont morts en bas-âge de maladie inconnue. Il reste cinq filles
et un garçon. La malade a eu à souffrir dans son enfance. Réglée à
12 ans, les menstrues étaient normales. A 15 ans, elle se maria et
eut 11 enfants et fit une fausse couche. Trois de ses enfants mouru-
rent à l'époque de la dentition, 8 sont vivants et bien portants. Il y a
15 ans que la malade souffre d'une endométrite dont on ignore la
cause. Pas d'abus d'aucune sorte. Elle vivait dans une maison saine
et se nourrissait bien.

Antécédents personnels : Le commencement de la maladie remonte
à 6 ans. Ni traumatismes ni chutes sur l'abdomen.

Les premiers troubles furent notables : nausées sans vomissements,
éructations fréquentes, soif, sensation de battement à l'ombilic et
douleur non intense mais continue à la région de l'épigastre. C'est à
cause de l'augmentation graduelle des douleurs, de la formation d'une
tumeur du siège du mal, de la cachexie rapide qu'elle s'est décidée à
entrer dans un service de chirurgie de Cagliari.

État actuel : Cette femme a comme taille 1 m 40, elle est faible,
triste, amaigrie et souffrante. Poids 41 kil. 800. Ossature régulière,
crâne petit, face petite avec légère asymétrie, bosse frontale à gauche,
plus saillante, arcade zygomatique plus proéminente à droite. Lobules
des oreilles adhérents. Peau fine, sèche, mais couverte de sueur. Musculature peu développée, muqueuse de la lèvre jaune pâle, conjonctive
subictérique, langue crevassée ; dents couvertes de tartre, cariées

pour la plupart et branlantes. La pupille gauche est plus resserrée que la droite ; toutes deux réagissent bien à la lumière. Les sens sont normaux. Le pouls est de 80 à 90, petit et dépressible. Température au-dessus de la normale.

Examen de l'abdomen. Inspection. La paroi abdominale est amincie, tombante et présente des vergetures. Au milieu de la région épigastrique, entre l'appendice ansiforme et l'ombilic, on a une petite tuméfaction disposée assez transversalement et plus saillante à droite qu'à gauche de la ligne médiane.

La surface de la tumeur à peine perceptible suit légèrement les mouvements du diaphragme et se cache ensuite à la contraction des muscles abdominaux. Ces faits s'observent plus clairement à la palpation après le soulèvement abdominal et la prise d'éléments liquides.

La circonférence abdominale mesure au niveau de l'ombilic 80 cent. La distance xyphopubienne 34 cent., dont 18 pour la distance xypho-ombilicale.

Palpation : Au lieu indiqué de la tumeur on touche au travers de la paroi souple de l'abdomen une tumeur du volume d'un œuf de poule, dur, lisse, régulier, peu douloureux et peu mobile de gauche à droite et presque pas de droite à gauche et de haut en bas.

Sa disposition est transverse par rapport à la colonne vertébrale. Sa base est plus large que la portion libre et elle transmet à la main la pulsation de l'aorte sous-jacente. Le foie dépasse de deux travers de doigt l'arcade costale. La rate est un peu abaissée, bien perceptible par son bord latéral.

Percussion : La résonnance de l'estomac se modifie de gauche à droite et de haut en bas, quand on percute sur le siège de la tumeur.

A la percussion du côlon transverse, on constate au point de passage sur la tumeur la même diminution de sonorité que plus haut.

Quand l'estomac est distendu par des gaz, la matité de la tumeur est plus discrète. Quand l'estomac et le côlon sont remplis d'eau, la zone de matité se confond avec celle de la tumeur. Entre la tumeur et la rate il y a une résonnance tympanique. Le bord inférieur du foie est augmenté de volume et se trouve presque en contact avec le bord latéral droit de la tumeur. Entre le foie et la tumeur on trouve une zone de résonnance large de un doigt.

La digestion est terminée après cinq heures ; il n'y a ni hyper, ni hypochlorhydrie.

Appareils pulmonaire et vasculaire sains.

La quantité des urines par 24 heures est de 600 cc.; acidité, limpidité, pas d'albumine, sulfates et chlorures normaux ; pigments biliaires abondants, indican nul, traces de sucre, mais on en trouve après l'ingestion d'hydrates de carbone. La quantité moyenne de l'urée des 24 heures est de 17,87.

Les selles sont abondantes ; on y trouve des fibres musculaires striées et de la graisse surtout après ingestion de beurre.

Diagnostic :

La position de la tumeur et l'amaigrissement notable faisaient penser à une lésion du pancréas. D'autre part, l'estomac ne devait pas être en cause, parce qu'il n'y avait ni de vomissements ni diminution de l'acide chlorhydrique.

Ce n'était pas une tumeur lymphatique glandulaire à cause du déplacement non possible, ni une tumeur d'un autre organe rétropéritonéal. La rate était loin du siège du néoplasme. Le foie, gonflé par une légère stase biliaire, fut exclu dans la suite à divers examens, et par la distension de l'estomac par de l'air.

C'est seulement ensuite qu'il fut donné de percevoir la petite zone tympanique située entre son bord inférieur et la tumeur.

Enfin le diagnostic du siège se déduisait rationnellement par les troubles fonctionnels.

Deux autres symptômes se diagnostiquaient aisément par l'examen répété et méthodique des selles et de l'urine : c'étaient des troubles peptogènes et la non émulsion des graisses.

On trouvait encore d'autres symptômes : une coloration bronzée de la peau, de l'irrégularité des pupilles et de la douleur épigastrique par compression du plexus solaire. Le déplacement de quelques organes (rate, reins) dépendait de la dénutrition générale. Il avait été diagnostiqué d'après la consistance, la délimitation et la forme de la tumeur, un fibro-adénome.

Opération : 16 janvier 1894.

Ouverture de l'appendice xyphoïde à la cicatrice ombilicale, suture du péritoine à la peau, déplacement sur le côté du foie, de la vésicule

biliaire très distendue qui encombrait le champ opératoire ; soulèvement de bas en haut du grand épiploon avec l'estomac, division
étroite du petit épiploon gastrocolique avec le feuillet péritonéal
postérieur et mise au dehors de la tumeur avec la tête et le corps de
la glande et en plus le duodénum.

Le néoplasme faisait corps avec le parenchyme du pancréas, en-
vahissant environ les deux tiers inférieurs de la tête, enserrant le canal de Wirsung et comprimant partiellement le canal de Santorini et
recouvrant un peu d'acinis glandulaires. Au-dessus passe donc le
gastro-épiploïde droit qui s'écarte de côté. La difficulté a commencé
avec les premières tentatives d'isolement de la tumeur. Soit en cou-
pant avec les petits ciseaux de Cooper, soit en se faisant un chemin
avec le doigt, il y avait une hémorrhagie à chaque acinus intéressé du
pancréas.

Aussi, ayant réussi à la déraciner, on procéda avec précaution à
l'isolement en faisant exercer une pression modérée à mesure que l'on
coupait chaque acinus et en faisant beaucoup de ligatures isolées,
mais jamais en masse pour ne pas comprendre d'organes voisins.
Ainsi, avec précaution on isole la tumeur à droite et en bas du duodénum, et à gauche, et au-dessus de la partie restante de l'organe,
cherchant à ne pas dépasser la ligne médiane de la glande, pour ne
pas compromettre le canal central.

Réunion du duodénum à la position restante du pancréas, déplacement à gauche du grand épiploon, à droite du pédoncule et traitement extrapéritonéal, tandis que tout autour, des bandes fines de
gaze protègent la cavité, suture de la paroi abdominale et médication.

Comme on le voit, on pouvait porter le pancréas avec le duodénum
au milieu de la plaie externe. Par relâchement et perte de la tonicité
des ligaments, la tête du pancréas avec le duodénum jouissait d'une
plus grande mobilité que normalement.

Examen de la tumeur :

Elle a à peu près 8 cent. dans la dimension la plus grande, 6 dans
l'autre. Elle est dure à l'extérieur, bien délimité et toute parsemée
d'acini glandulaires. Sa coupe est formée d'un tissu dur, parsemé de
perles disposées en rang; il y a de nombreux espaces limités, de di-
verses grandeurs et occupés par un tissu plus mou et gris. Au micros-

cope, on voit de nombreux acinis à large lumière et revêtus d'un épithélium cylindrique, avec de la substance hyaline à l'intérieur adossée à la surface de la cellule. L'épithélium cylindrique a les caractères de celui qu'on trouve dans les acinis glandulaires du pancréas. La base est large. Avec un noyau et dans la partie tournée vers la lumière, il y a des granulations réfringentes. Le tissu de soutien est constitué par des fibres connectives pauvres en noyaux. Histologiquement, on avait affaire à un adénome avec tissu fibreux abondant.

Après l'opération, on note un abaissement de température ; la température oscille les six premiers jours entre 36,4 et 38°, et le pouls entre 80 et 90, la respiration entre 16 et 25 et l'urine entre 200 et 1000 cc. par jour. Grâce à l'aseptie et au souci qu'on avait eu de ne pas tirer trop en haut le duodénum, et à ne pas tamponner outre mesure la cavité, on n'a pas eu à déplorer d'infection péritonéale ni d'étranglement intestinal. Dans les premiers jours qui suivirent l'opération, la quantité d'urée qui était auparavant de 17,87 par jour, pour les 10 premiers jours, fut de 10,20 et après, du 10° au 20° s'accrut de nouveau pour arriver à 14 gr. par jour. Pendant la convalescence, elle monta à 28 et 30.

Presque tout le suc pancréatique est versé dans le duodénum. Le liquide coulant du pédoncule pancréatique est plus abondant deux ou trois heures après l'alimentation. On recueille dans une pipette stérilisée une quantité de 150 cc., on filtre et il présente les propriétés suivantes : coloration brun-grisâtre, réaction alcaline, p. s. 1040 ; consistance filamenteuse, inodore ; se coagule à la chaleur ; mêlé à l'huile est conservé à 37°, forme une émulsion très fine et persistante ; mêlé à l'empois d'amidon et tenu à 37° est transformé en sucre, peptonise la viande. Préparé à froid et à sec, on voit des corpuscules salivaires, des corpuscules de pus, des globules rouges, de la dextrine, des cristaux de cholestérine et de la graisse émulsionnée.

Au second jour, le dernier petit tampon du fond de la plaie est ramassé et on trouve un peu de bile mêlée au suc pancréatique qui, dans la suite, va toujours en diminuant pour cesser au 6° jour de l'opération. Le suc pancréatique continue à couler abondamment pendant les douze premiers jours, puis diminue et cesse au 25° jour de l'opération.

Alors, l'opérée dépérit à vue, il y eut du sucre dans les urines et la graisse passa dans les selles. Elle souffrit d'ulcérations de la paroi abdominale, on lui donna de la pommade de Wilson et on lui fit prendre pendant environ 20 jours 650 gr. d'infusion de pancréas par la voie rectale, et cela contribua à relever les forces de la malade.

La cessation de la perte du suc pancréatique se maintient jusqu'à redressement du pancréas. Alors le produit de la sécrétion passa par le canal de Santorini. Il y eut encore des sécrétions d'autres liquides en rapport avec le produit de sécrétion des acini intéressés, mais ces accidents cessèrent avec la cicatrisation de la plaie.

Les complications étant terminées, la malade eut de l'appétit et se refit rapidement.

Actuellement, elle est suffisamment nourrie, alerte et colorée et travaille aux soins du ménage comme une personne saine.

Les menstrues sont régulières, l'urine sans sucre ni pigments biliaires et les selles normales. La pression sur la cicatrice ne provoque pas de douleurs.

OBSERVATION VII (résumée).
DE MALTHE

Femme de 49 ans. Depuis 6 mois a une tumeur sans cause connue, sans fatigue. La patiente est pâle, maigre et cachectique.

Au milieu du corps, on sent dans la région ombilicale une tumeur pseudo-fluctuante et grosse comme une tête d'homme.

La tumeur est depuis longtemps assez mobile, peu de haut en bas. La percussion donne un son partie mat et partie tympanique. Utérus et annexes normaux. Urines exemptes de sucre et d'albumine. Aucune douleur. Température le soir 38°.

1er décembre 1894 : Laparotomie.

Après l'ouverture du ventre, le grand épiploon se présente tendu sur la tumeur, et en le fendant de haut en bas, la tumeur se montre encore couverte par l'intestin et le mésentère, la surface était en partie lisse, en partie couverte de petites nodosités, et la consistance, mi partie dure, et mi partie molle ou fluctuante. La tumeur se laissa amener en dehors des ligaments et du mésentère.

Elle sortait de l'énorme queue d'un pancréas hypertrophié. La capsule du pancréas et celle contenant la tumeur furent réséquées et la tumeur mise en dehors. La moitié droite du pancréas était de grandeur normale. Le trou du pancréas fut refermé au catgut iodoformé ainsi que le mésentère et le grand épiploon.

Le diagnostic, fut au microscope, carcinome à cellules géantes.

OBSERVATION VIII
KRŒNLEIN, *Mercredi médical*, 8 mai 1895.

Intervention dans un cas de sarcome du pancréas.

M. Krœnlein a eu l'occasion d'intervenir dans un cas de sarcome primitif du pancréas chez une femme de 63 ans, présentant au-dessus de l'ombilic une tumeur assez volumineuse, dure, bosselée et paraissant jouir d'une légère mobilité. La malade, très cachectique, faisait remonter à trois ans environ le début de cette tumeur. On avait fait le diagnostic de carcinome du pylore, et ce ne fut qu'au cours de l'opération que l'on constata qu'il s'agissait d'une tumeur du pancréas développée surtout au niveau de la tête. L'extirpation ne fut pas sans présenter de sérieuses difficultés en raison des adhérences du néoplasme avec les organes voisins. A la fin de l'opération, on sectionna entre deux ligatures une artère profondément située et présentant le calibre de la radiale. L'opérée succomba au bout de sept jours à une péritonite. A l'autopsie, on trouva une portion de côlon transverse gangrenée, par suite non d'une lésion du mésocôlon, mais bien de la ligature de l'artère colique moyenne. L'examen histologique de la tumeur démontra qu'il s'agissait d'un angiosarcome dont le point de départ avait dû se trouver probablement dans les germes aberrants de la capsule surrénale.

OBSERVATION IX
SENDLER (de Magdebourg). Sur la pathologie et la chirurgie du pancréas
Traduit de l'Allemand.

Il y a quelque temps, dit Sendler, j'ai eu l'occasion de me trouver en présence d'une tumeur de la tête du pancréas, que j'ai opérée avec succès, et telle que si loin que l'on recherche en arrière dans la littérature médicale on n'en trouve pas de décrite. Voici l'histoire de la malade :

Sophie W., 54 ans, de famille saine et toujours bien portante elle-même jusqu'au début de son mal, il y a 9 mois. Depuis ce temps son appétit a diminué sans cesse, en même temps qu'elle ressentait une pesanteur vague dans la région stomacale, douleur qui ne prenait jamais un caractère aigu. Elle n'a vomi qu'une fois et ne souffrait pas davantage après le repas. Cependant, comme elle maigrissait et dépérissait à vue d'œil, elle s'est décidée le 27 janvier 1896 à se présenter à l'hôpital.

Examen : Femme délicate, de taille moyenne, pâle, avec une expression de souffrance, maigre et de faible musculature. L'examen du cœur et des poumons ne décèle rien d'anormal, surtout ces derniers ne présentent aucun changement dans le système respiratoire ni aucune matité.

A la palpation que la malade supporte bien, on trouve sur la ligne médiane un peu au-dessus de l'ombilic, une tumeur dure, bosselée dont on ne peut guère apprécier les dimensions.

Après réplétion de l'estomac, on ne peut plus la sentir. A part cela, rien de particulier dans l'abdomen. Constipation légère, urines sans sucre ni albumine. Température normale ; pouls petit, mais régulier.

Le 29 janvier, on fait prendre à la malade un repas d'épreuve, suivi d'un nettoyage complet de l'estomac, jusqu'à absence de réaction acide. On recommence le jour suivant. Il n'était guère possible avec ces données de formuler un diagnostic exact. On pouvait penser à un carcinome de l'estomac sur la paroi postérieure ou la petite courbure de l'estomac : le pylore en effet était évidemment libre puisque les aliments le traversaient et la paroi intérieure ne donnait à la palpation aucune sensation anormale.

On conclut à une tumeur maligne du pancréas d'après l'état cachectique et l'âge de la malade.

Le 31 janvier on fit la laparotomie.

Ouverture de la cavité abdominale par une incision de la ligne blanche, étendue de l'appendice xyphoïde à l'ombilic. Le foie, la rate et l'estomac sont reconnus sains. Mais derrière l'estomac se trouve une tumeur qu'on saisit facilement au-dessus de la petite courbure et

qu'on reconnaît appartenir au pancréas. Après incision du petit épiploon transverse, il est possible de tirer celui-ci au dehors. La tête
est dure ainsi qu'une partie du reste de la glande. Dans son intérieur,
on découvre une tumeur de la grosseur d'une noix, d'un gris jaunâ-
tre qui se délimite fort bien des régions avoisinantes, différemment
colorées. Extirpation de la tumeur qui adhère profondément à l'organe par un long pédicule ; ligatures nombreuses avec fils laissés
longs

A côté de la colonne vertébrale on sent un cordon lymphatique tu-
méfié qu'on laisse intact ; derrière l'estomac, quelques lymphatiques du
groupe pancréatico-duodénal et également tuméfiés sont enlevés en
même temps.

Remise du pancréas en place et sutures appropriées. A l'examen
histologique de la tumeur, on a trouvé en trois endroits différents une
partie centrale dans laquelle se trouvait une formation arrondie bien
délimitée de 10 à 18 millim. de large et qui n'est autre qu'un lymphatique hypertrophié, et remplie de granulations miliaires de tuberculose.
Tout autour se pressent des cellules lymphatiques nombreuses des
cellules épithéliales, au milieu d'une substance fondamentale fibril-
laire. La tumeur n'était donc autre chose qu'une localisation tuberculeuse lymphatique de la tête du pancréas, mais il reste à savoir com-
ment elle a pu se former

Klebes dit : « Dans la substance du pancréas pénètrent des vaisseaux
lymphatiques qui tassent les acini les uns contre les autres ». C'est là
ce qui pourrait donner l'explication de la tumeur trouvée plus haut.

Nous avons donc à enregistrer, dit toujours P. Sendler, une forme
nouvelle de tumeur : la tumeur lymphatique tuberculeuse du pancréas.

On devra penser à une affection du pancréas si un tuberculeux
souffre au niveau de cet organe et une tumeur s'y développe très lentement, et le diagnostic aura d'autant plus de chance d'être juste que
le malade sera chargé d'antécédents tuberculeux, et qu'après la va-
cuité de l'estomac, et de l'intestin, la tumeur disparaîtra dans la profondeur de la cavité abdominale, donnant à comprendre qu'elle se
trouve située derrière ces organes. On fera le diagnostic différentiel
avec les néoplasies malignes comme le carcinome, par l'absence
d'adhérences en cas de tuberculose.

Cependant, le diagnostic restera toujours chancelant à moins que l'on n'opère.

L'issue de l'opération a été des plus heureuses. La malade a bien supporté cette délicate intervention ; elle vivait encore neuf mois après sans trace de récidive et visiblement mieux portante. Dernièrement, j'ai eu l'occasion de la revoir, dit Sendler, et à ma joie de constater son bel aspect; elle avait même augmenté en poids; l'appétit et le sommeil étaient bons; les douleurs disparues.

On ne trouve plus aucune tumeur de la tête de l'organe, et à peine sent-on à travers la paroi abdominale une résistance légère à son niveau. La malade ne se plaint que d'un prurit survenu depuis l'opération. Tient-il à cette dernière, je l'ignore.

Mais, malgré l'heureuse terminaison de ce cas, on peut hésiter à opérer devant une tuberculose secondaire du pancréas, alors qu'on doit enlever toute tumeur nette et bien limitée.

CONCLUSIONS

Il résulte de l'étude faite dans notre thèse, que :

1° Les tumeurs solides du pancréas, si l'on exempte le cancer, sont très rares.

2° Leur pronostic est toujours grave, même s'il s'agit de tumeurs bénignes. On a dit, avec raison que, la malignité des tumeurs solides du pancréas ne dépendait pas seulement de leur nature, mais aussi de leur siège même, au niveau de la tête.

En effet, une tumeur bénigne siégeant en ce point peut causer des troubles fonctionnels très graves.

3° Le traitement chirurgical des tumeurs solides du pancréas peut être radical ou palliatif.

En fait de traitement radical, on peut extirper des tumeurs de la queue et du corps. On peut même enlever des tumeurs siégeant sur la tête, à la condition de ne pratiquer qu'une extirpation partielle de cette portion de la glande.

Quant à l'extirpation totale de la glande, elle doit être absolument rejetée, à cause de la suppression de la fonction pancréatique,

Le traitement palliatif aura pour but de remédier aux troubles de l'obstruction intestinale par la gastro-entérostomie et de rétention biliaire par la cholécystoentérostomie.

L'abouchement pancréatico-intestinal demande encore à être étudié.

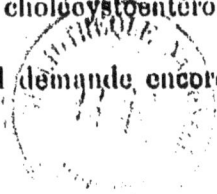

INDEX BIBLIOGRAPHIQUE

BARD et PIC. — Contribution à l'étude clinique et anatomo-patholo-
gique du cancer primitif du pancréas. *Rev de Méd.*, Paris, 1888.

BIONDI. — Contributio clinico e sperimentale alla chirurgica del pancréas, 1896.

BRIGGS. — *Saint-Louis med. and Surg. journ.*, 1890, p. 154. Analyse
in Annal of the Un. med. Sc. 1891, III-G, p. 56.

KÖRTE. — *Deutsche chir.* 1898

KROENLEIN. — *Mercredi médical*, 1895. Klinische und topographische
Anatomische beitrage zur chirurgie des pancreas. Beitr. z. Klin.
chir. Tübing, 1895.

LÉPINE et CORNIL. — *Gazette médicale de Paris*, 1874.

MALTHE. — In Körte.

MIRAILLIÉ. — *Gaz. des hôp.* Paris, 1803. Cancer primitif du pancréas.

NIMIER. — *Revue de chirurgie*, 1893-94.

ROUTIER. — *Bull. de la Soc. de chir. de Paris*, 1892.

RUGGI. — *Giornal internaz. del sc. med.*, 1890.

SENDLER. — Sur la pathologie et la chirurgie du pancréas, 1896. *Deutsche zeitschr. chir.* Leipz., 1896.

STANSFIELD. — *Brit. med. journ*, 6 février 1890, p. 294 et 7 juin 1890,
p. 1300.

TERRIER. — Proc. verb. du Congr. fr. de chirurg. 1892, p. 154. *Rev.
de chirurgie*, 1893.

TRENDELENBURG. — *Witzel deutsche Zeitschrift für chirurg.*, 1886.

F. VILLAR. — Chirurgie du pancréas. In Traité de chir. clinique et
opératoire publié sous la direction de MM. Le Dentu et Delbet,
(sous presse).

22,196. — Bordeaux, Y. Cadoret, impr., rue Montméjan, 17.

www.ingramcontent.com/pod-product-compliance
Lightning Source LLC
Chambersburg PA
CBHW071347200326
41520CB00013B/3133